AF601157

DE LA GALE

ET

DES DARTRES

DES ANIMAUX.

TRAITÉ
DE LA GALE
ET
DES DARTRES
DANS LES ANIMAUX.

PAR P. CHABERT, *Directeur de l'École Vétérinaire d'Alfort, Membre associé de l'Institut national, de la Société de Médecine de Paris, de la Société d'Agriculture du département de la Seine, etc., etc.*

IMPRIMÉ PAR ORDRE DU GOUVERNEMENT.

CINQUIÈME ÉDITION.

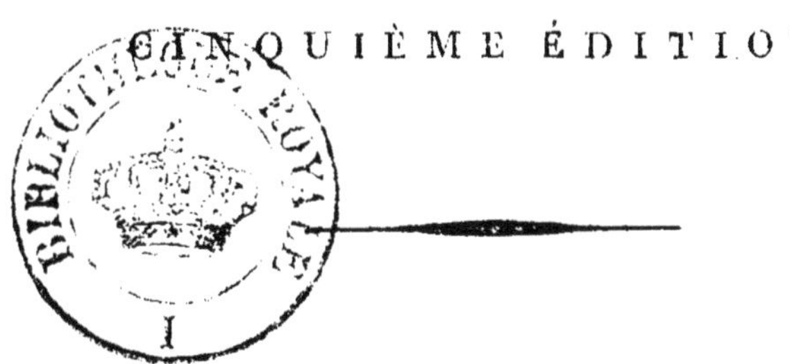

A PARIS,

DE L'IMPRIMERIE et dans la LIBRAIRIE de Madame HUZARD, rue de l'Éperon Saint-André-des-Arts, n°. 11.

AN XI.

AVIS DE L'ÉDITEUR.

Le grand nombre de consultations que l'on demandoit à l'École vétérinaire d'Alfort, sur la gale et les dartres, dont un grand nombre de troupeaux, de chevaux de régimens, et beaucoup d'autres animaux domestiques étoient fréquemment affectés, déterminèrent le C. Chabert *à rédiger ce traité, que le Gouvernement fit imprimer en* 1783 *à l'Imprimerie royale, et qu'il adressa à tous les intendans des Provinces et aux chefs des corps militaires.*

Il fut réimprimé à l'Imprimerie royale, et répandu de nouveau, en 1785 *et en* 1787, *d'après les demandes multipliées qui en furent faites.*

En l'an II, la gale fit de grands ravages dans les chevaux des différentes armées de la République : je fus consulté par le ministre de la guerre ; et en lui indiquant les sources ou les causes de cette maladie, et les moyens d'y remédier, je lui fis connoître l'ouvrage du C. Chabert, *que je l'invitai à faire réimprimer et distribuer ; le ministre accéda à ma propo-*

sition ; l'auteur, détenu alors comme tant d'autres victimes innocentes, dans ces temps malheureux déjà bien loin de nous, ne pouvant surveiller cette réimpression, me chargea de la suivre, et j'y fis quelques légères additions qu'on retrouvera, avec quelques notes, dans cette cinquième édition, que la multitude de ses occupations de médecine pratique ne lui a pas permis de revoir. Je continuerai, autant qu'il sera en moi, de répondre à la confiance qu'il m'a témoignée, en m'associant quelquefois à ses travaux.

Toutes ces éditions sont, comme celle-ci, de format in-octavo. La réimpression faite par ordre du ministre de la guerre à l'Imprimerie du département de la guerre, porte le titre de troisième édition ; mais c'est une erreur fondée sur ce que les trois réimpressions faites successivement à l'Imprimerie royale, n'indiquent point les éditions, et que je n'en avois que deux sous les yeux à cette époque.

Paris, le 15 Vendémiaire, an XI.

HUZARD.

DE LA GALE ET DES DARTRES DANS LES ANIMAUX.

I.

La Gale et les Dartres sont des maladies de la peau, qui consistent dans une éruption de pustules sur une ou plusieurs parties des tégumens ou du cuir; cette éruption étant accompagnée de prurit ou de démangeaison.

La gale diffère des dartres par la situation, l'étendue et la forme des efflorescences qui caractérisent ces maladies.

Les dartres peuvent affecter une ou plusieurs parties du corps; mais elles occupent de préférence les parties des tégumens qui adhèrent de plus près aux os, telles que la peau de la tête et celle des hanches.

La gale, au contraire, n'affecte point la tête, mais elle peut occuper toutes les autres parties de l'animal, en affectant de préférence néanmoins les parties des tégumens sous lesquelles il y a le plus de graisse, et où la peau est le plus lâche, comme au cou et sur le corps.

Les dartres ont plus d'étendue en superficie que la gale; mais celle-ci creuse davantage et offense plus les tégumens que les dartres.

L'une et l'autre de ces éruptions ont reçu des noms différens, suivant les parties qu'elles affectent et l'espèce d'animal qui en est attaqué.

La gale qui, dans le cheval, le mulet et l'âne, occupe les plis que forme la peau sur la partie supérieure de l'encolure, sous la crinière, est connue sous le nom de *roux-vieux*, *rogne*, *rougnon*, *cou-gras*.

Les dartres qui affectent la tête du mouton et des bêtes à cornes, ont reçu dans les différens pays diverses dénominations, telles que la *teigne*, le *mal de moure*, le *criquet*, *croquet* ou *craquet*, la *givrogne*, le *lézard*, le *pso*, etc., etc. (1).

Tous les animaux domestiques sont sujets à la gale et aux dartres; mais ceux de tous qui y

---

(1) On l'appelle *rougno-cabraou* sur les moutons, dans les environs de Nismes, département du Gard; quelques auteurs l'ont nommé *érésipèle*, *feu saint Antoine*, *feu céleste*, *bouquet*, *noir-museau*, *rogne*, *dartre-vive*, *gratelle*.

sont les plus exposés, et en qui ces maladies sont les plus opiniâtres, c'est le cheval et le chien. Le mouton y est aussi très-sujet; mais elle n'est pas, à beaucoup près, aussi rebelle dans cet animal que dans les précédens, ainsi que dans le mulet, l'âne, le bouc et le cochon.

I I.

Symptômes.

Les pustules qui décèlent la gale, abondent en suppuration, ou ne fournissent qu'une matière épaisse et visqueuse qui, bientôt desséchée sur la surface de la peau, par le contact de l'air, se montre sous la forme d'écailles ou de poussière; de-là la distinction que la chirurgie humaine a faite de cette maladie, en gale sèche et en gale humide.

I I I.

Il nous a paru que la première étoit le partage des animaux à tempéramens pituiteux, lâches et mous, et que la seconde affectoit plus particulièrement les bilieux.

Nous avons cru remarquer qu'en général le cheval, l'âne, le mulet et les chiens à poil ras, et sur-tout les oreilles de ces derniers animaux, étoient plus sujets à la gale sèche; que la queue et la crinière des solipèdes, le mouton et le chien à long poil, ne sont communément affectés que de la gale humide.

IV.

Les pustules qui caractérisent la gale sèche, sont très-petites, très-multipliées et très-près les unes des autres : le prurit qui les accompagne est extrême, et l'animal trouve une sensation très-agréable à se frotter : ce frottement est suivi de chaleur, de douleur, de tension et de cuisson ; c'est ce dont on peut se convaincre en touchant la partie malade. Il est quelquefois si considérable, qu'il donne lieu à des engorgemens sur les parties qui y sont exposées, à la taupe, au mal de saignée, aux maux de garot, etc. Cette gale gagne de proche en proche, et s'étend toujours de plus en plus si l'on n'en arrête les progrès ; nous avons vu des chevaux qui en étoient entièrement couverts (1) ; mais elle attaque plus particulièrement l'encolure, les épaules, le garot, l'épine, la croupe et les côtes.

---

(1) J'en ai vu un très-grand nombre, aux armées, sur le corps desquels il ne restoit pas un poil, et dont il étoit impossible de faire le signalement.

V.

Les pustules qui décèlent la gale humide, sont plus ou moins larges et plus ou moins élevées ; leur sommet est blanchâtre, et l'humeur purulente qu'elles contiennent, s'épanche dans peu de temps, ou par le frottement, ou spontanément ; le centre de l'exanthême est cavé, et a tous les caractères d'un véritable ulcère : les sucs épais et visqueux qui découlent des vaisseaux lacérés, remplissent cette excavation ; ils deviennent de plus en plus visqueux, et leurs parties les plus déliées étant évaporées, ils acquièrent infiniment de consistance ; d'où naît la pellicule crustacée qui clôt et cache la cavité ulcérée qui caractérise la gale dont il s'agit ; elle est moins prurigineuse, mais plus douloureuse que la précédente ; si les pustules sont rapprochées, les sucs des unes s'épanchent dans les autres ; ces sucs se lient et s'amalgament, et ils ne forment bientôt plus qu'une seule et unique croûte de matière desséchée qui a quelquefois plusieurs centimètres (quelques pouces) de surface, et plusieurs millimètres (quelques lignes) d'épaisseur, ce qui gêne et contraint l'action des parties sur lesquelles elle est située.

V I.

La dartre diffère de la gale sèche, en ce que les pustules qu'elle forme sont plus petites ; que l'humeur qu'elles fournissent est plus âcre et plus ténue ; qu'elle s'épanouit et s'étend moins rapidement sur la surface du cuir : son siége le plus ordinaire est le tour des paupières, le front, les os du nez, les joues et quelquefois toutes les parties de la tête à la fois : si elle afflige quelques parties du corps et de l'encolure, la place qu'elle occupe est ronde, et la tuméfaction du tégument est circonscrite par une induration très-marquée.

V I I.

Les différences du roux-vieux à la gale humide, portent sur ce que le siége du premier est uniquement, comme nous l'avons dit, dans la peau de la crinière, c'est-à-dire, dans les plis que forme la peau qui couvre la partie supérieure du ligament cervical ; cette maladie arrive communément aux encolures épaisses et chargées, les chevaux entiers y sont très-sujets : les pustules sont très-profondes, leur siége est dans les bulbes des crins, ce qui établit de véritables petites tumeurs enkistées, ouvertes à la superficie par un émissaire très-petit en raison du fond; plusieurs de ces pustules s'ouvrent quelquefois par leurs parties latérales les unes dans les autres, alors le foyer est très-grand : nous en avons vu qui occupoient un pli entier; elles renferment souvent des vers (*oestres*), et toujours beaucoup de matière blanchâtre, partie épaisse et partie séreuse (1); l'encolure des chevaux de charrette, dans lesquels cette maladie est ordinairement négligée, présente très-souvent de ces clapiers renfermant les insectes dont nous venons de parler.

VIII.

Toutes ces différences nous démontrent que la gale sèche est aux dartres, ce que la gale humide est au roux-vieux, et que ces maladies ne diffèrent que du plus au moins; en effet,

(1) Pour s'assurer de l'existence des oestres dans le roux-vieux, écartez les crins de l'encolure, découvrez un des bourlets que la peau forme dans l'endroit des crins, examinez ce bourlet, pressez-le, et ouvrez-le à l'endroit où il présente une très-petite ouverture, elle répondra toujours à une pustule, laquelle contiendra un oestre. Voyez le *Traité des maladies vermineuses*, page 50, article XXVII, édition de 1787.

elles reconnoissent les mêmes causes; les mêmes procédés en triomphent ; elles sont toutes également contagieuses, et la contagion des unes et des autres a lieu, non-seulement entre les animaux de la même espèce, mais entre les animaux d'espèce différente.

La manière la plus ordinaire, et peut-être la seule dont cette contagion s'opère, est par les pores absorbans des tégumens ; au surplus, l'animal dartreux ne communique pas toujours des dartres, ni le galeux la gale ; cette dernière, ainsi que le roux-vieux, naît quelquefois à la suite d'un attouchement dartreux, et *vice versâ*.

Les effets de ce virus nouvellement admis, ne sont pas toujours, dans l'individu qu'il pénètre, ce qu'ils étoient dans celui qui le communique ; les modifications qu'il éprouve, dépendent de l'état des humeurs qu'il attaque, et de l'action des organes qui, plus ou moins susceptibles de son impression, rendront ses effets ou nuls, ou de peu de conséquence, ou fâcheux.

La gale qui affecte les chiens, se guérit avec assez de facilité, sur-tout lorsqu'elle est récente et que le sujet est intact d'ailleurs ; mais si l'homme, le cheval, le mouton, etc.

tiennent cette maladie de l'espèce canine, elle devient on ne peut pas plus rebelle, et produit très-souvent des effets terribles.

I X.

Elle est souvent épizootique dans le cheval et dans les bêtes à laine, et cette épizootie règne le plus ordinairement sur le premier de ces animaux, à la suite de la guerre, dans les armées, dans les camps et dans tous les lieux où il y a de grands rassemblemens ; elle se montre aussi au renouvellement de la belle saison ; elle est également épizootique dans les solipèdes, mais elle est plus souvent sporadique.

Les bêtes à cornes y sont sujettes, mais moins que la chèvre et le cochon.

La queue du singe y est très-exposée, et nous avons vu cet animal dévorer cette partie jusqu'au tronçon, il en est résulté des ulcères et des hémorrhagies mortelles.

Quant à la teigne ou lézard du mouton, elle se montre d'abord sur le nez, elle s'étend sur le chanfrein, les paupières, les salières, les joues, les oreilles et sous la ganache ; ce n'est que lorsque la maladie est ancienne et qu'elle a fait des progrès, quelle se montre entre les ars, sous le ventre, autour des articulations, et notamment dans les plis des genoux, des jarrets et des paturons : elle diffère de la gale proprement dite, qui affecte ces mêmes animaux, en ce qu'elle paroît respecter les endroits garnis de laine, tandis que la gale n'attaque que ceux qui en sont couverts.

Les pustules qui caractérisent la teigne, sont plus ou moins larges; il y en a de six à huit millimètres (trois à quatre lignes) de diamètre; elles sont rouges dans le principe, leur sommet blanchit par la suite, elles s'ouvrent et laissent couler une sérosité très-âcre, qui corrode l'épiderme et fait tomber le poil : ces petits dépôts ouverts, et l'humeur séreuse évacuée, il reste un ulcère crustacé qui durcit, épaissit et tuméfie la peau : cette tuméfaction s'étend de proche en proche, et défigure entièrement la partie; on a vu des moutons perdre la vue après l'éruption d'une très-grande quantité de ces pustules sur les parties environnantes du globe, et plusieurs perdre la vie, lorsque cette éruption se faisoit mal, ou, ce qui est le plus ordinaire, lorsque cette maladie étoit traitée avec des topiques stiptiques, ainsi qu'il est d'usage; il y a encore entre la gale proprement dite et le le lézard, cette différence, que le prurit qui précède et accompagne l'éruption de la première, est plus considérable que celui qui précède et accompagne l'éruption du second.

X.

Ouverture des cadavres.

Les désordres que la gale porte dans les viscères des animaux qu'elle affecte, sont des infiltrations, des épanchemens, des flétrissures, des congestions, des engorgemens, et plus particulièrement des inflammations et des indurations dans les viscères sanguins; les poumons sont ceux qui éprouvent le plus les effets de cette maladie; on les a vus couverts de pustules semblables à celles qui caractérisoient la gale à l'extérieur, et les bronches ont été trouvées farcies de matière jaunâtre et concrète; le foie est squirrheux, décomposé, également couvert de pustules; la rate acquiert quelquefois un volume considérable, etc.

X I.

Causes.

Ces maladies psoriques sont ordinairement une suite de la rétention des parties excrémentitielles dans l'intérieur des individus, soit à raison de la foiblesse des organes sécrétoires et excrétoires, ou de leur obstruction, soit à raison de la viscosité, de la tenacité et de la compacticité des molécules sanguines et lymphatiques, etc.

Tout ce qui peut appauvrir le sang, affoiblir le ton des solides, épaissir la lymphe, la charger de parties âcres et hétérogènes, resserrer et crisper les vaisseaux uropoïétiques et les pores évaporifères de la surface du corps sera et doit être regardé comme la cause du virus dont il s'agit; il peut naître d'une perte excessive de lait et de semence, de la rétention de ces sécrétions, des alimens mal récoltés et échauffés, *de la trop grande ou de la trop petite quantité dans les rations*, *de la mal-propreté et de la crasse dans lesquelles on laisse croupir les animaux*, du défaut d'exercice, enfin, de l'admission des particules de ce virus, d'un animal infecté, dans un animal sain.

On voit souvent éclore la gale et les dartres dans le cheval, après certaines affections de poitrine, telles que la gourme, la fausse gourme, la péripneumonie, la morfondure, la morve, etc.; après la cure des eaux aux jambes, des javarts, des atteintes et autres maux qui auront fait beaucoup souffrir l'animal, et auront exigé un séjour plus ou moins long dans l'écurie : presque tous les chevaux épais et massifs qui y sont condamnés par une cause quelconque, sont bientôt affectés de cette maladie, si l'on n'a soin de les panser régulièrement de la main trois fois par jour, de diminuer leur ration et d'entretenir la fluidité de leur sang.

Quant aux causes que l'on peut accuser dans une gale épizootique, comme elles ne peuvent être que générales, elles existent ou dans la température de l'atmosphère, ou dans la qualité des alimens, tant solides que liquides, dont les animaux font usage, ou dans les rassemblemens qui contiennent une plus ou moins grande quantité d'animaux affectés de ces maladies, etc. (1).

Les temps humides, les pluies froides qui crispent et resserrent les pores, les fréquens changemens dans l'atmosphère, le passage subit d'un air froid à un air chaud, donnent

(1) Voyez pour ce qui concerne la gale épizootique, le premier volume des *Instructions et observations sur les maladies des animaux domestiques* (années 1782 -- 1790); troisième édition, seconde partie, page 308 et suivantes.

lieu à cette maladie, ainsi que des exercices outrés qui épuisent et pervertissent les humurs

Des fourrages vasés, poudreux, serrés avant d'être assez secs; des grains corrompus, des avoines échauffées, germées, des eaux croupies, etc., porteront également dans les liqueurs une véritable perversion, et donneront lieu à une infinité de maux, dont le plus à craindre ne sera pas celui qui nous occupe (1).

La disette des alimens laisse la machine toujours en perte, et privée de la réparation nécessaire à la conservation de l'animal, le sang est dépouillé de ses parties balsamiques, il est surchargé de molécules terrestres et grossières, il s'épaissit et ne peut que contracter en même-temps une grande acrimonie : telle est l'origine trop fréquente des maladies les plus rebelles de la peau.

(1) J'ai vu dans nos armées et dans nos dépôts de cavalerie, des chevaux mal soignés, mal nourris, harrassés de fatigue et de faim; mangeant la mauvaise et trop foible ration qu'on leur donnoit, par terre, dans la poussière ou dans la boue; couverts de gale, mourir par milliers dans un marasme complet, et avoir dans l'estomac et dans les gros intestins, une quantité plus ou moins considérable de matière terreuse.

XII.

L'éruption ou l'apparition des pustules qui caractérisent ces maladies, doit être envisagée comme l'effet d'un mouvement spontané du sang et des humeurs, et dépendant du surcroît de forces des solides; il seroit néanmoins dangereux d'inférer de cette vérité, que cette action des solides doit suffire pour l'entière dépuration de la masse. Les particules morbifiques et salines, déposées sur la surface du corps, seroient bientôt repompées par les vaisseaux absorbans, et leur nouvelle introduction dans le sang, pervertissant de plus en plus les humeurs, donneroit lieu, comme il n'arrive que trop fréquemment, à des maladies internes de la poitrine, au farcin, à la morve; ou produiroit, ainsi qu'on le voit souvent, l'atrophie, le marasme et la mort.

XIII.

Nous dirons encore qu'il est des gales qui s'établissent à la circonférence des ulcères vastes et étendus, lorsque ces mêmes ulcères tendent à se cicatriser; cette gale a quelquefois pour cause le séjour et le desséchement de la matière suppurée sur les bords de la cavité ulcérée; mais nous l'avons vu naître lorsqu'on ne pouvoit accuser ce défaut de soin, ni la malpropreté; elle étoit donc alors la suite des efforts de la nature, pour se débarrasser des humeurs auxquelles ces mêmes ulcères ne fournissoient plus qu'imparfaitement un passage, et peut-être plus encore l'effet de la désorganisation des parties qui ont éprouvé une longue suppuration (1).

Cette espèce de gale, qui n'est réellement point dangereuse par elle-même, demande la plus grande attention, pour éviter que l'animal ne porte les dents à la partie malade, ou ne la frotte contre les corps voisins; par cela seul, des taupes, des maux de garot, des blessures sur les lombes, et des javarts encornés, près d'être guéris et cicatrisés, sont devenus incurables; les plaies résultantes de l'amputation de la queue, simple ou à l'angloise, sont quelquefois dans ce cas. Il en a été de même ensuite de l'amputation de celle d'un chien braque; tous les moyens pour l'empêcher de ronger sa

(1) Assez souvent cette gale est aussi la suite de l'emploi des onguents et autres corps gras pour le pansement des ulcères. Ces préparations s'oxigènent ou se rancissent promptement; elles occasionnent alors l'irritation, l'inflammation, le prurit, etc.

queue, étoient insuffisans, et ce n'est qu'avec la plus grande peine qu'on est parvenu à la guérison de l'ulcère psorique qui s'y étoit formé.

X I V.

D'après tout ce que nous avons dit de cette maladie, ses symptômes sont ou doivent être sensibles et manifestes à tout le monde ; ceux qui résultent de la chûte des poils, du dépouillement, de la dureté, de l'épaisseur et de la roideur de la peau, sont équivoques et communs à plusieurs maladies de cette partie ; le seul vraiment certain est le prurit que l'on excite en grattant légèrement avec le doigt la partie malade ou menacée de l'éruption ; si la démangeaison est extrême, si l'animal se frotte avec une sorte de fureur contre tous les corps durs qui sont à sa portée, le caractère de cette maladie n'est plus équivoque.

X V.

Considérations générales sur le traitement de la Gale.

Le traitement de la gale doit être établi d'après les symptômes qui l'accompagnent ; les causes qui lui ont donné lieu ; la forme sous laquelle elle se montre ; la situation, le nombre et l'étendue des parties affectées ; l'ancienneté du mal, l'état actuel des animaux malades, le climat qu'ils habitent, la saison régnante, le tempérament et les maladies qui ont précédé l'éruption, et qui lui ont le plus souvent donné lieu, etc.

X V I.

Il est des gales légères qui paroissent ça et là et qui disparoissent aussitôt ; la propreté en est le seul remède ; mais si elles se remontrent, il faut avoir recours à d'autres moyens.

La gale acquise, qui émane du chien, est plus dangereuse pour l'homme que pour les autres animaux, et celle que l'homme communique aux animaux herbivores, est plus fatale à ces brutes que celle qui règne entr'elles; la gale de ceux-là n'est pas bien dangereuse pour l'homme ; plusieurs artistes vétérinaires et nous-mêmes avons été affectés de prurit et de petites pustules, pour avoir été exposés au contact de la poussière que l'étrille et la brosse enlevoient de la surface du corps d'un cheval affecté d'une forte gale ; ces accidens n'ont eu aucune suite, et se sont dissipés d'eux-mêmes, par une exacte propreté.

La gale des agneaux et des moutons cède plus facilement aux remèdes que celle du bouc, de la chèvre et du cochon ; celle du bœuf résiste encore moins.

XVII.

Les dartres (VI) qui couvrent et masquent la tête de certains chevaux, sont très-rebelles, si elles sont étendues et anciennes ; il y a même de l'imprudence et de l'impéritie, non-seulement à en entreprendre la cure, mais même à guérir la maladie dans un grand nombre de circonstances, telles que dans celle de la pousse, et généralement dans toutes les affections de poitrine ; elle est un égout très-difficile à remplacer, et dont la suppression fait naître des maladies, telles que des angines, des catarrhes et des dépôts critiques, qui ont occasionné quelque fois des convulsions horribles, la chûte prompte et inopinée des sabots, enfin la mort de l'animal dans des douleurs cruelles ; et nous avons vu, dans le cours de notre pratique, que tous ceux que nous avons sauvé de ces états fâcheux, n'ont été soulagés et guéris qu'en rappelant l'humeur galeuse sur la partie qui en avoit été le siége.

XVIII.

Le roux-vieux, fortement étendu, profond et ancien, résiste long-temps; mais il cède, et le traitement fait avec méthode n'est pas suivi d'accidens. Il en est de même des dartres et des gales sèches ou humides sur les autres parties du corps.

XIX.

La gale des chiens est d'autant plus rebelle, qu'elle est plus ancienne; le dos est ordinairement la partie qui en est le siége : celle qui affecte le bord des oreilles est encore plus opiniâtre, et si l'on ne s'oppose pas à l'action des ongles de l'animal sur la partie malade, le virus s'étend, ronge et corrode la peau et les cartilages, comme le feroit un véritable chancre.

XX.

Nous ajouterons qu'en général la gale qui nous a paru la plus difficile à guérir, étoit accompagnée d'une forte tuméfaction dans les tégumens, d'une abondante sécrétion de crasse ou d'écailles, d'une ample évacuation de matière roussâtre et purulente au travers des vaisseaux ouverts et lacérés des fibres cutanées.

X X I.

A l'égard de celle qui est suivie de délabrement dans les tégumens, de l'atrophie du malade, d'une cachexie véritable, du dégoût, de la tristesse, de la foiblesse et de la fièvre, elle est absolument incurable.

X X I I.

La gale, au surplus, se guérit plus facilement l'été que l'hiver, plus commodément et plus facilement dans les pays tempérés que dans ceux du midi et du nord; elle est plus rebelle dans les terreins bas et marécageux que dans les lieux élevés et secs; plus dangereuse et plus difficile à guérir dans les tempéramens bilieux et phlegmatiques que dans les tempéramens sanguins, etc.

X X I I I.

Soins et régime.

La nourriture sera en proportion de l'état actuel des animaux; celle des chevaux, mulets, etc, qui seront maigres, sera de nature à les restaurer; l'eau blanchie par le son ou la farine de froment, l'orge grué et macéré dans l'eau, le meilleur foin, la meilleure paille et une légère quantité d'avoine bien nette, leur seront donnés en proportion de leur taille, de leur appétit et de leur maigreur ; on la diminuera, au contraire, à ceux qui seront en bon état ; elle pourra être la même que celle dont ils faisoient précédemment usage, si elle est saine et bien récoltée. Quant à ceux qui seront trop gras et dans l'obésité, leur nourriture sera composée d'eau nitrée, de paille et d'avoine en petite quantité.

Il en sera de même pour le choix de la nourriture des bêtes à cornes ; celles qui pourront aller aux champs, seront conduites de préférence sur les terreins secs et élevés ; elles seront abreuvées de l'eau la plus claire et la plus pure possible ; on aura les mêmes soins pour les moutons, la chèvre et le bouc.

Le cochon sera nourri avec des alimens sains, tels que le gland, l'orge cuit, etc. ; l'eau qu'il boira sera limpide et renouvellée souvent.

La nourriture que l'on donnera au chien, sera la chair crue très-fraîche, le pain sec et l'eau pure; les proportions de ces alimens seront toujours relatives à la force des sujets et à leur état d'embonpoint ou de maigreur ; les chiens voraces auront de gros os, autour desquels on aura laissé un peu de viande.

Il faut tenir les animaux couverts et à l'abri du contact de tout air froid; s'opposer à ce qu'ils ne se mordent les uns les autres; qu'ils ne portent les dents sur les parties malades, et n'atteignent les corps voisins pour se frotter; enfin, on ne doit pas omettre, que les couvertures, les licols, la litière, et généralement tout ce qui les entoure doit être nettoyé, lavé et renouvellé souvent; on met des muserolles à ceux qui en sont susceptibles, pour les empêcher de se lécher, de se mordre, etc.

Cette maladie étant, au surplus, contagieuse, la première attention est de séparer les animaux sains des malades. La poussière qui s'élève des animaux galeux que l'on brosse et que l'on étrille, pouvant tomber sur les chevaux sains et leur donner la gale, les premiers seront pansés dans des lieux très-éloignés des seconds (1).

---

(1) La contagion de cette maladie l'a fait comprendre dans les dispositions générales de l'Arrêt du conseil d'état du roi, du 16 Juillet 1784, pour prévenir les dangers des maladies des animaux; et aux termes de l'article VII de cette loi, il est défendu de vendre, et même d'exposer en vente, dans les foires ou marchés, aucun animal affecté de gale, ou de toute autre maladie contagieuse.

XXIV.

Traitement local.

Tous les animaux doivent être tenus dans la plus grande propreté ; la gale étant une maladie qui tend à dépurer les humeurs (XII), on ne sauroit trop en favoriser la sortie, par le pansement de la main dans le cheval, le mulet, l'âne et les bêtes à cornes, par les lotions et fomentations émollientes (No. 1) au moyen desquelles on lavera fortement et pendant long-temps les parties des tégumens tuméfiées, après les avoir bien bouchonnées et étrillées à fond ; on se sert pour le bœuf et pour les chevaux à poil long d'un gros mâchefer très-raboteux, à la faveur duquel on frotte et racle fortement les endroits endommagés par le virus. On répète ces opérations matin et soir ; mais si la gale est plus incommode, et que l'animal soit très-avide de se gratter, on les répète plus souvent; on est même quelquefois forcé d'excorier la peau à force de passer l'étrille, à l'effet de faire cesser le prurit; en ce cas, on maintient des compresses imbibées de décoctions mucilagineuses et calmantes (No. 2) pour appaiser la douleur et l'inflammation qui suivent un frottement aussi long-temps continué ; on renouvelle ces compresses souvent, et on les entretient constamment imbibées de cette liqueur tiède.

Lorsque la gale n'affecte que les extrémités, on se contente de les brosser, de les bouchonner, de les faire tremper dans un baquet ou seau rempli de décoction émolliente, d'une chaleur un peu plus que tiède.

Les parties recouvertes de crins, telles que le toupet, la crinière et la queue, seront tondues très-près, frottées avec le mâchefer, brossées, lotionnées et lavées comme les précédentes.

Les moutons seront tondus (1), brossés et lavés ; on les laissera sécher, et ensuite on les onctionnera dans les endroits galeux avec le sain-doux ou le beurre frais, ou l'onguent populeum; les bergers se servent ordinairement du goudron, de l'huile de Cade, de l'essence de térébenthine incorporée dans une graisse quelconque ; mais ces topiques, employés seuls, répercutent la gale et ne la guérissent qu'en apparence, la maladie change

(1) Le sacrifice de la laine est indispensable; on doit d'autant moins hésiter à le faire, que la laine des parties affectées de gale, tombe toujours spontanément.

de face et se convertit presque toujours en d'autres plus sérieuses, à moins que les animaux guéris par cette méthode, ne soient vendus promptement au boucher, ainsi qu'il n'arrive que trop souvent (1).

On coupera la soie du cochon sur tous les endroits galeux, on les frottera avec le mâchefer, et on les lavera ainsi qu'il est prescrit.

On fera la même chose à l'égard du chien, du bouc et de la chèvre, cependant on a observé que ces animaux, d'un tempérament plus vif et plus irritable, se trouvoient très-bien d'un bain tiède, fait d'une décoction de son, que l'on fait prendre aux chiens surtout, deux fois par jour, et si la démangeaison est très-considérable, le bain sera composé d'une décoction de pavot, ou d'une infusion de fleurs de coquelicot.

Les dartres, soit qu'elles occupent la tête,

(1) Voyez ce qui a été dit de la gale des moutons dans l'*Instruction pour les bergers et pour les propriétaires de troupeaux*, *par Daubenton*, troisième édition, XIVe leçon, page 209 et suivantes, et dans les notes que j'y ai ajoutées. Voyez aussi la dissertation de M. *Reuss* sur cette maladie, dans le tome V des *Instructions et observations sur les maladies des animaux domestiques* (année 1794), deuxième partie, page 85 et suivantes.

soit qu'elles attaquent les autres parties du corps, cèdent plus promptement et plus sûrement aux délayans, aux mucilagineux et aux gommeux, qu'aux remèdes actifs. Les topiques qui nous ont paru les plus convenables, n'ont jamais été les dessicatifs, mais les émolliens, tels que le lait de vache, la décoction de graine de lin, de racine d'althæa, etc.; ils assouplissent les tégumens, arrêtent les progrès du mal et éteignent le prurit; lorsqu'il a persisté, nous avons eu recours aux vésicatoires; leur effet passé, on s'est servi d'un mélange de parties égales d'huile de laurier et d'onguent mercuriel, qui a enlevé et détruit entièrement le mal local : il nous a paru que le virus, détruit par cette voie, n'étoit sujet ni à des récidives, ni à des métastases, sur-tout lorsque nous avons eu la précaution de terminer la cure par un purgatif ou deux, ainsi que nous l'indiquerons.

A l'égard des dartres très-anciennes, qui couvrent entièrement la tête de certains chevaux, nous nous contentons, pour arrêter les progrès du mal, de faire lotionner la partie malade plusieurs fois dans le jour, avec du lait chaud, coupé avec de l'eau commune, et de les onctionner le soir avec l'onguent populeum bien frais; on l'enlève le lendemain matin, pour bassiner et lotionner de nouveau : on passe un séton au poitrail, et on n'a recours aux onctions d'onguent mercuriel et d'huile de laurier, que lorsque la suppuration par les sétons est bien établie.

Le roux-vieux demande, outre les ablutions prescrites, dont on doit faire un assez long usage, beaucoup d'opérations de la main ; pincez chaque pli par le moyen d'une paire de tenettes, et pressez assez fortement pour faire sortir le pus et l'oestre contenus assez souvent dans chaque pustule : s'il y a des clapiers, ouvrez-les, et pincez encore, lavez, brossez et nétoyez à fond plusieurs fois le jour, toutes les parties de la crinière ; les animaux auxquels on fait cette opération, paroissent d'abord éprouver une sensation agréable, mais cette sensation cesse lorsqu'on a assez exprimé la suppuration que cette tumeur contenoit, ce qui guide sur le temps pendant lequel on doit pincer et tenailler ainsi l'animal.

Quant au lézard des moutons, on commence par onctionner les parties tuméfiées avec le sain-doux, le beurre frais ou l'onguent populeum, ce qui facilite l'éruption ; lorsqu'elle se fait mal, on ajoute à l'une de ces substances partie égale d'onguent mercuriel, dans lequel on incorpore un peu de poudre d'euphorbe et de cantharides ; on continue ces onctions jusqu'à ce que l'éruption soit complète et que les parties soient détuméfiees ; alors on se sert de l'onguent citrin (N°. 8).

Les linimens et les frictions antipsoriques proprement dites, ne doivent être employés que sur la fin de la maladie, et lorsqu'il suffit (le virus étant détruit) de donner à la peau le degré de fermeté et de tension qu'elle doit avoir, ces topiques étant tous plus ou moins toniques, plus ou moins stiptiques et plus ou moins dessicatifs; mais nous y reviendrons.

X X V.

Traitement général.

Après deux ou trois jours de régime et de traitement local, saignez les chevaux et les mulets à la veine de l'éperon ou aux ars, les bêtes à cornes le seront aux veines mammaires : il est dangereux de pratiquer cette opération à la jugulaire des grands animaux, le prurit se montre aussitôt dans la petite plaie qui a fourni passage au sang, l'animal se frotte, il en résulte des trombus ou maux de saignée considérables ; la tuméfaction des vaisseaux, des muscles fléchisseurs du cou, établit la suppuration, forme des clapiers et des fusées qui détériorent toutes les parties, et notamment la jugulaire : si pareil accident arrivoit, et que la veine opposée fût détruite, ainsi qu'on le voit très-souvent, la vie seroit en danger.

On ne répétera pas cette opération, à moins qu'il ne survienne quelque accident, tels qu'une forte inflammation : on fera prendre plusieurs fois le jour, un breuvage composé des substances délayantes et tempérantes (N°. 11).

Outre ces breuvages, donnez trois lavemens émolliens (N°. 15) par jour : continuez ce traitement pendant quatre à cinq jours, c'est-à-dire, jusqu'à ce que le ventre soit libre, que les symptômes inflammatoires qui accompagnent ordinairement la gale et une partie du prurit soient dissipés.

Mettez ensuite les animaux à l'usage des breuvages et des bols dépuratoires (N°s. 12 et 13), pendant l'espace de quatre à cinq jours; revenez à l'emploi des breuvages tempérans et délayans (N°. 11) pendant trois à quatre autres jours. Après ce temps écoulé, pendant lequel on n'aura rien négligé de tout ce qui est prescrit pour le régime, les soins (XXIII), et le traitement local (XXIV), les parties de la peau qui seront affectées du virus psorique seront indubitablement souples, flexibles, et même dépouillées de cette sensation prurigineuse qui se dissipe la dernière ; tel est le moment à saisir pour employer à l'extérieur les topiques antipsoriques proprement dits ; l'onguent mercuriel préparé (N°. 7), sera appliqué en frictions, de la manière suivante. On sait que le mercure donné intérieurement, ou appliqué à l'extérieur, porte aux glandes salivaires ; cet effet est encore plus marqué, et forme des impressions plus fortes dans les animaux, surtout dans le cheval, que dans l'homme ; ainsi l'on doit user de beaucoup de précautions. Nous supposerons qu'un animal de forte espèce, un cheval, un bœuf ou un mulet, ait de la gale ou des dartres sur toute la surface du corps, et nous allons indiquer l'ordre à suivre dans l'emploi des frictions.

La dose pour chacune, sera de huit grammes (environ deux gros), et elles seront répétées tous les jours dans l'ordre suivant ; les premières se feront sur la tête, le poil ayant été coupé très-près ; ensuite sur l'encolure, sur le dos, ainsi de suite jusqu'aux extrémités, sans omettre aucune des parties affectées du virus.

Même chose s'observera à l'égard des petits animaux; les chiens sont ceux qui exigent la plus légère dose de cet onguent; elle sera de quatre grammes (environ un gros) tous les trois jours; l'ordre des frictions sera le même que pour les autres animaux.

Cet onguent a peu d'effet sur la peau des moutons et des cochons, et ne réussit bien que sur les parties dépouillées de laine et de soie; on peut l'employer à la même dose que pour les chiens, et dans le cas de son insuffisance, on aura recours à celui (N°. 9), dans lequel entre le sublimé corrosif (muriate de mercure corrosif); les autres parties affectées de gale, seront lotionnées et bassinées avec la liqueur antipsorique (N°. 4); elle sera très-chaude, il suffit qu'elle ne brûle pas.

On se servira encore de cette liqueur sur les parties des tégumens des chevaux et des bœufs, dont la gale auroit résisté aux frictions mercurielles; ces lotions seront renouvellées matin et soir, et seront continuées jusqu'à entière cessation du prurit.

Les dartres qui auroient résisté au mercure et à ces lotions, seront frottées et recouvertes d'extrait de Saturne (acétite de plomb), (N°. 5).

Les simples démangeaisons des jambes des chevaux, seront bassinées avec de l'eau végéto-minérale (N°. 6); elle sera employée chaude, et les lotions seront renouvellées et répétées en proportion que les démangeaisons seront plus grandes ; mais, nous le répétons, ces topiques ne doivent être mis en usage que lorsque les parties seront bien assouplies et relâchées.

Nous indiquerons le moyen de remédier aux accidens que le mercure peut occasionner dans l'arrière-bouche; il enflamme et tuméfie cette partie, les parotides sont engorgées, l'animal salive, la respiration est gênée, et la déglutition est interrompue : dès les premiers symptômes de cet événement, supprimez toute friction ; ôtez l'onguent mis précédemment, lavez à fond toutes les parties avec une décoction de son, injectez dans la bouche du malade, une décoction d'orge, miellée et camphrée (N°. 3), réitérez ces injections toutes les heures, et faites-en avaler le plus que vous pourrez ; si elles étoient insuffisantes, ayez recours à la saignée, aux lavemens et aux breuvages purgatifs (N°s. 15 et 16), et si les accidens sont encore plus pressans, que la respiration soit très-laborieuse, ne perdez point de temps, procédez à l'opération de la trachéotomie : mais il est rare d'être forcé d'y avoir recours, sur-tout si l'on a été attentif, et si l'on a mis à temps en usage les moyens indiqués.

Les dartres qui occupent la tête des chevaux, ne cèdent à ces lotions et frictions, qu'autant qu'on les a fait suppurer par l'onguent vésicatoire; on l'applique sur les endroits les plus endommagés, et ce n'est qu'autant que la cicatrice des ulcères qu'ils auront établis, sera faite, que vous aurez recours aux frictions mercurielles (N°. 7 ou 8), et aux lotions (N°. 4), si les frictions sont insuffisantes.

Les moutons affectés du lézard, demandent, outre les onctions prescrites (XXIV), l'administration du breuvage (N°. 12), avec addition de fleur de soufre (soufre sublimé) et d'antimoine diaphorétique (oxyde d'antimoine blanc), à la dose indiquée (N°. 13); on n'a recours aux autres médicamens prescrits qu'autant que ceux-ci sont insuffisans, ce qui est infiniment rare; leur usage au bout de six à sept jours, a suffi dans nombre d'occasions pour guérir des lézards épizootiques qui régnoient depuis très-long-temps, qui avoient fait périr un grand nombre d'animaux, et qui avoient résisté à tous les prétendus spécifiques des bergers.

Le roux-vieux sera traité de la même manière; mais il cède assez facilement aux frictions, ainsi que la gale qui occupe le tronçon de la queue, et ce n'est que rarement qu'on est obligé d'avoir recours aux lotions antipsoriques (N°. 4).

On doit avoir la plus grande attention d'empêcher que les animaux ne se mordent et ne se lèchent les parties couvertes de ces onguens, dans lesquels entrent des substances caustiques, ils s'empoisonneroient indubitablement; cependant comme ils sont de la plus grande utilité dans certaines gales rebelles, il importe d'indiquer la manière d'en arrêter les progrès sinistres sur l'estomac. Donnez sur-le-champ, l'eau chargée de sel de potasse (carbonate de potasse), ou l'eau alcaline (N°. 15), que vous pourrez étendre à la dose de six à neuf décagrammes (deux ou trois onces) dans un litre (une pinte) de lait tiède, ou au défaut de carbonate de potasse, donnez de la lessive de cendres ordinaire.

Quant aux ulcères psoriques qui affectent les cartilages des oreilles des chiens braques et courans, on doit, les parties ayant été bien détuméfiées, les amputer à quelques millimètres (quelques lignes) du bord de la plaie, avec le cautère cutelaire, et tenir les parties opérées, dans une espèce de béguin propre à les renfermer, après avoir été enveloppées de plumaceaux chargés d'onguent mercuriel (N°. 10); on renouvelle le pansement tous les jours jusqu'à parfaite guérison; même opération à l'égard de la queue; lorsque cette partie est affectée, on l'enveloppe de même, mais on place de plus un cerceau léger que l'on garnit d'une toile, laquelle est percée pour laisser passer la tête du chien et loger le cou; on fixe le cerceau à cette partie, son étendue s'oppose à ce que l'animal ne puisse atteindre sa queue avec les dents, ce qui facilite infiniment la cure; du reste ce cerceau étant très-léger, ne s'oppose pas à ce que l'animal ne se promène, ne boive, ne mange, etc.

L'usage de ces pansemens locaux n'exclut point le traitement intérieur; ceux qui feront usage des frictions mercurielles, auront des breuvages dépuratoires (N°. 12), on les purgera de temps en temps avec la formule (N°. 15), et ces purgatifs seront donnés de préférence aux chiens dans lesquels la gale est toujours très-rébelle. Il en sera de même de ceux pour lesquels on sera obligé d'avoir recours aux lotions antipsoriques (Nos. 4, 5 et 6), ces lotions étant toutes plus ou moins répercussives, on doit prévenir les effets qui resulteroient de la rentrée de la gale, par un ou deux purgatifs (N°. 15), ainsi que par des lavemens de la même nature (Nos. 16 et 17), et par l'usage des sudorifiques (N°. 14), pendant l'emploi de ces topiques, et dans l'intervalle des purgatifs.

Tel est l'ordre du traitement général que l'on doit suivre pour la destruction de ce virus : il est préférable à l'huile de Cade et à celle de térébenthine, que l'on emploie ordinairement, sans autre préparation, pour la guérison de cette maladie ; ces huiles arrêtent effectivement l'effet des gales récentes ; mais la somme des maux qu'une guérison aussi prématurée fait naître, est d'une conséquence infiniment plus grande que la maladie que l'on vient de dissiper ; les viscères renfermés dans la poitrine, sont ordinairement ceux qui souffrent le plus de la guérison prématurée de la gale. Dès que vous aurez le plus léger indice de cette lésion, après une semblable cause, ne perdez pas un instant, faites aussitôt appliquer les vésicatoires sur la partie, ou les parties ci-devant affectées du virus, donnez les béchiques adoucissans ou incisifs que la lésion des poumons paroîtra exiger, et faites suppurer le plus long-temps qu'il sera possible, les ulcères résultans de l'application de ces topiques ; et pour peu que vous redoutiez un reste d'humeur sur les poumons, placez un séton au poitrail ou sous le sternum, de chaque côté des muscles pectoraux.

Le virus dont il s'agit est il la suite d'une maladie plus grave ? Son éruption fait-elle disparoître les symptômes de la précédente ? Ajoutez aux médicamens qui conviennent à la maladie essentielle, des sudorifiques et des fondans : les topiques aqueux, capables de relâcher et d'ouvrir les pores évaporifères, sont les seuls antipsoriques à employer alors.

L'éruption est-elle lente et difficile ? Soulage-t-elle peu le malade ? Augmentez les forces vitales, en associant aux sudorifiques des cordiaux, et en appliquant les vésicatoires en plus ou moins grande quantité, sur les efflorescences psoriques.

FORMULES MÉDICINALES.

(N°. 1.)

Fomentation émolliente.

PRENEZ feuilles de mauve, de violette et d'épinards, de chaque deux fortes poignées; faites bouillir dans trois litres (trois pintes) d'eau commune, jusqu'à ce que ces végétaux soient cuits; coulez et faites usage de cette liqueur étant encore chaude et non brûlante, pour laver et fomenter, ainsi qu'il a été dit.

(N°. 2.)

Fomentation mucilagineuse et calmante.

Prenez racines d'althea, coupées par tranches, douze décagrammes (quatre onces); graine de lin, une poignée; fleurs de coquelicot, deux poignées : faites bouillir dans même quantité d'eau que ci-dessus.

(N°. 3.)

Gargarisme.

Prenez orge entier, une forte poignée; faites bouillir dans quatre litres (quatre pintes) d'eau commune jusqu'à ce que l'orge soit crevé ; coulez ; ajoutez miel commun, vingt-quatre decagrammes (environ une demi-livre); eau-de-vie camphrée, six décagrammes (deux onces).

(N°. 4.)

Lotion antipsorique.

Prenez urine humaine, trois litres (trois pintes) ; lait de vaches, un litre (une pinte) ; tabac en feuilles, douze décagrammes (quatre onces) : faites bouillir à petit feu dans un vase de terre, pendant quinze à vingt minutes ; retirez du feu, laissez infuser, et conservez pour l'usage.

Cette liqueur se conserve sept à huit jours en hiver, quatre jours en été, on l'emploie chaude ; le tabac sert d'éponge pour frotter, on a soin de le remettre dans la liqueur après s'en être servi.

(N°. 5.)

Extrait ou vinaigre de Saturne (acétite de plomb).

Prenez litharge en poudre, et vinaigre, de chaque quinze hectogrammes (environ trois livres) ; faites bouillir à petit feu, dans une casserole de terre vernissée, pendant l'espace d'une demi-heure à trois quarts-d'heure : remuez avec une spatule de bois à mesure de l'évaporation ; laissez reposer et versez la liqueur par inclinaison dans une bouteille, dans laquelle vous la conserverez, après l'avoir bien bouchée.

(N°. 6).

Eau végéto-minérale.

Prenez eau commune, la plus pure possible, quatre litres (quatre pintes) ; extrait de Saturne (acétite de plomb (N°. 5) ; trois décagrammes (une once) ; eau-de-vie, douze décagrammes (quatre onces) ; mêlez, battez et agitez ces liqueurs ensemble, elles blanchiront comme du lait.

(N°. 7.)

Onguent mercuriel.

Prenez mercure coulant } parties égales ;
Graisse de porc . . . . . }

Mettez dans un mortier de marbre ou de fer, triturez à l'aide d'un pilon de bois ou de fer, le mercure avec un peu de vieux onguent mercuriel ou simplement de térébenthine, jusqu'à ce qu'il soit parfaitement divisé : on reconnoît que la division est parfaite, lorsqu'en prenant un peu de mélange, et en le frottant sur la main, ou encore mieux sur du papier Joseph, on n'aperçoit plus de globule de mercure, alors on ajoute peu-à-peu la graisse que l'on a fondue à une douce chaleur, et on triture jusqu'à ce qu'elle soit parfaitement réfroidie.

(N°. 8.)

Autre Onguent sans mercure.

Prenez graisse de porc, trois kylogrammes (environ six livres) ; eau-forte (acide nitrique), six hectogrammes (environ dix-neuf onces) : faites fondre la graisse dans un plat vernissé, laissez-la sur le feu jusqu'à ce qu'elle fume ; alors ajoutez peu-à-peu l'eau forte (acide nitrique) ; il s'excite sur-le-champ une effervescence ou bouillonnement qui exige que l'on employe un vase de grandeur triple de celle que demande la matière qu'il contient ; alors on retire du feu le mélange que l'on agite sans cesse jusqu'à ce qu'il acquière, par le réfroidissement, la consistance de bouillie ; on le garde pour l'usage.

(N°. 9.)

Autre.

Prenez onguent ci-dessus, vingt-quatre décagrammes (environ une demi-livre) ; huile de laurier, douze décagrammes (quatre onces) ; fleur de soufre (soufre sublimé), neuf décagrammes (trois onces) ; sublimé corrosif (muriate de mercure corrosif) en poudre très-fine, quinze grammes (demi-once) ; mêlez le tout ensemble, en broyant exactement dans un mortier de marbre avec un pilon de bois.

Si ce mélange avoit trop de consistance, vous ajouteriez quelques gouttes d'huile, ou du sain-doux, ou du beurre frais.

(N°. 10.)

Autre.

Prenez onguent mercuriel (N°. 7), douze décagrammes (quatre onces) ; huile de laurier, six décagrammes (deux onces) ; fleur de soufre (soufre sublimé), trois décagrammes (une once) ; précipité rouge (oxide de mercure rouge nitrique), huit grammes (environ deux gros) : mêlez et incorporez comme ci-dessus.

(N°. 11.)

Breuvage délayant et tempérant.

Prenez décoction de la formule (N°. 12), un litre (une pinte) ; ajoutez sel de nitre (nitrate de potasse), trois décagrammes (une once) ; tartre de vin, six décagrammes (deux onces) : faites bouillir jusqu'à ce que ce dernier sel soit dissout, et donnez en une seule dose pour un breuvage aux grands animaux ; un quart de dose suffira pour le mouton, la chèvre, le cochon, et le chien de la forte espèce.

(N°. 12.)

Breuvage dépuratoire.

Prenez fumeterre, deux poignées ; racines de patience et d'aunée coupées par tranches, de chaque trois décagrammes (une once) : faites bouillir dans deux litres (deux pintes) d'eau commune jusqu'à réduction d'un quart; retirez du feu, ajoutez sel ammoniac (muriate d'ammoniac), trois décagrammes (une once) ; laissez réfroidir, donnez à la dose du breuvage précédent, après avoir fait avaler le bol suivant.

(N°. 13.)

Bol dépuratoire.

Prenez fleur de soufre (soufre sublimé), trois décagrammes (une once); mercure doux (muriate de mercure doux), huit grammes (environ deux gros); antimoine diaphorétique non lavé (oxide d'antimoine blanc), quinze grammes (quatre gros); miel commun, suffisante quantité pour incorporer ces substances, et en faire un bol que vous donnerez le matin, l'animal étant à jeun.

La dose de ce bol est fixée pour les grands animaux; elle sera réduite en proportion de leur espèce et de leur taille; le mercure doux (muriate de mercure doux) sera supprimé pour les chiens et les moutons, la fleur de soufre (soufre sublimé) peut leur être donnée jusqu'à douze grammes (environ trois gros), et l'antimoine diaphorétique (oxide d'antimoine blanc), de cinq à dix grammes (environ un à deux gros et demi). Cette dose sera diminuée en proportion de la foiblesse des animaux.

(N°. 14.)

Breuvage sudorifique.

Prenez fleurs de sureau, une forte poignée,

bois de gayac coupé par tranches, six décagrammes (deux onces) : faites bouillir le bois dans trois demi-litres (trois chopines) d'eau commune, jusqu'à réduction d'un litre (une pinte); retirez du feu, ajoutez les fleurs de sureau; plus, sel ammoniac (muriate d'ammoniac) et fleur de soufre (soufre sublimé), de chaque trois décagrammes (une once) : la dose de ce breuvage sera la même que celle de celui de la formule (N°. 15).

(N°. 15.)

Breuvage purgatif.

Prenez aloès, quatre décagrammes (environ (une once et demie); vinaigre tartarisé (acétite de potasse liquide), douze décagrammes (quatre onces); miel commun, neuf décagrammes (trois onces) : mêlez, broyez et donnez-en une seule dose le matin, l'animal étant à jeun, et n'ayant pas eu à souper la veille : faites prendre par-dessus quelques cornées d'eau commune tiède.

Cette dose est pour les chevaux, mulets, bœufs et vaches de la grande taille ; on aura à la diminuer d'un quart pour ceux d'une taille moyenne, et de moitié pour les petits.

Pour les moutons, les cochons, les boucs et les chiens de la forte espèce.

Prenez aloès, quatre grammes (environ un gros); vinaigre tartarisé (acétite de potasse liquide), quinze grammes (demi-once); miel, trois decagrammes (une once): mêlez, broyez et donnez comme ci-dessus.

On diminuera encore la dose pour les animaux d'une taille moyenne, et ainsi en proportion pour les petits et les plus foibles.

Manière de faire le vinaigre tartarisé (acétite de potasse liquide).

Prenez sel de potasse (carbonate de potasse), six décagrammes (deux onces); eau commune, douze décagrammes (quatre onces): faites dissoudre et filtrez, vous aurez l'eau alcaline.

Ajoutez à cette eau, vinaigre, sept hectogrammes (environ une livre et demie), vous aurez le vinaigre tartarisé ou terre foliée de tartre liquide (acétite de potasse liquide).

(N°. 16.)

Lavement purgatif.

Prenez séné, neuf décagrammes (trois

onces) ; jetez dans eau commune bouillante, un litre (une pinte) ; laissez infuser deux heures ; coulez, ajoutez sel commun ou de cuisine (muriate de soude), six décagrammes (deux onces) : faites dissoudre, et donnez pour un lavement.

La partie de cette liqueur, composant un lavement pour les petits animaux, sera coupée d'un tiers d'eau commune.

(N°. 17.)

Autre.

Prenez un litre (une pinte) de décoction (N°. 1) ; ajoutez miel commun, neuf décagrammes (trois onces) ; et huile, trois décagrammes (une once) ; donnez pour un lavement, comme ci-dessus.

FIN.

TABLE.

Fin de la Table.

www.ingramcontent.com/pod-product-compliance
Ingram Content Group UK Ltd.
Pitfield, Milton Keynes, MK11 3LW, UK
UKHW021504260726
13993UKWH00004B/1559

9 782329 494142